AF298269

NOTICE

SUR LE

CLIMAT D'AMÉLIE-LES-BAINS

PAR

LE DR ACHILLE BOUYER

ANCIEN INTERNE DES HOPITAUX DE PARIS

Membre correspondant de la Société d'Hydrologie médicale de Paris, Membre
de la Société des Sciences médicales de Lyon, etc.

PARIS

ASSELIN, GENDRE ET SUCCESSEUR DE LABÉ

LIBRAIRE DE LA FACULTÉ DE MÉDECINE

Place de l'École-de-Médecine.

1867

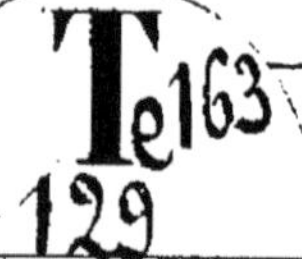

Te163
129

NOTICE

SUR

LE CLIMAT D'AMÉLIE-LES-BAINS

NOTICE

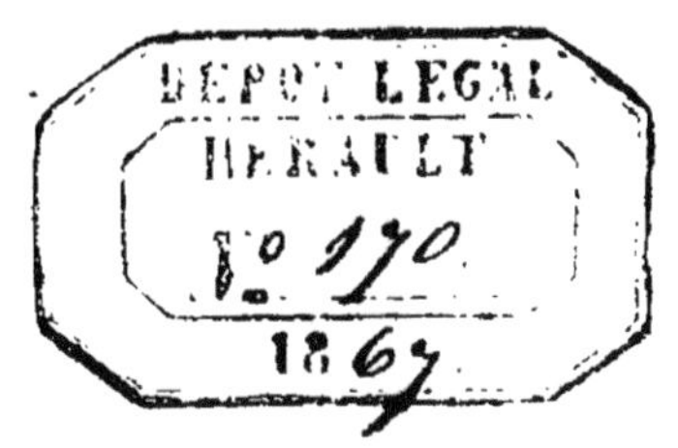
DÉPOT LÉGAL
HÉRAULT
N° 170
1867

SUR LE

CLIMAT D'AMÉLIE-LES-BAINS

PAR

LE Dr ACHILLE BOUYER

ANCIEN INTERNE DES HOPITAUX DE PARIS

Membre correspondant de la Société d'Hydrologie médicale de Paris, Membre
de la Société des Sciences médicales de Lyon, etc.

BIBLIOTHÈQUE UNIVERSITÉ

PARIS

ASSELIN, GENDRE ET SUCCESSEUR DE LABÉ

LIBRAIRE DE LA FACULTÉ DE MÉDECINE

Place de l'École-de-Médecine.

—

1867

MONTPELLIER, TYPOGRAPHIE DE BOEHM ET FILS.

NOTICE

SUR LE

CLIMAT D'AMÉLIE-LES-BAINS

CHAPITRE PREMIER

Quelques mots sur les stations d'hiver et leur classification.

Les stations d'hiver sont des localités méridionales qui servent de refuge aux malades pendant la saison rigoureuse, et dont les avantages climatériques peuvent concourir au rétablissement de la santé.

L'origine des stations d'hiver est très-ancienne. L'influence fâcheuse que les rigueurs de l'hiver exercent sur certaines maladies chroniques a, en effet, montré de tout

temps la nécessité de soustraire les malades aux vicissitudes atmosphériques des pays froids et humides, et de les
faire hiverner dans des localités favorisées sous le rapport
du climat. Les Romains avaient l'habitude d'envoyer leurs
phthisiques en Égypte. De nos jours, on conseille le séjour
des stations d'hiver non-seulement dans la phthisie et les
principales affections de poitrine, mais encore dans les
affections rhumatismales, la chlorose, l'anémie, et en
général dans toutes les affections où la vie est languis-
sante, et où il est utile de stimuler l'organisme et d'exci-
ter le jeu des principales fonctions par l'exercice en plein
air et au soleil.

Le nombre des stations d'hiver s'est beaucoup multiplié
dans ces dernières années : la facilité des communications,
l'amour des voyages, et surtout l'appréciation plus exacte
des bons résultats obtenus par un déplacement opportun,
expliquent aisément le courant d'émigration qui s'établit de
plus en plus vers ces pays privilégiés.

Si le climat est, dans bien des cas, un modificateur puis-
sant, il demande, comme tout moyen hygiénique, à être
appliqué avec discernement et pendant un temps suffisant.
Aussi n'est-il pas indifférent d'envoyer un malade dans
une station ou dans une autre. « Chaque climat a, suivant
sa nature et la maladie à laquelle on l'applique, des indications et des contre-indications qui, sous peine d'empi-

risme , demandent à être soigneusement déterminées [1]. »

L'étude de chacune des stations d'hiver et de leurs conditions climatériques est assez difficile et compliquée, car le climat d'un lieu considéré au point de vue hygiénique ne consiste pas seulement dans sa température , mais bien dans l'ensemble de tous les phénomènes météorologiques et des conditions topographiques (vents régnants, température, lumière, humidité, électricité, distance de la mer , nature du sol, etc.). Cette manière d'envisager le climat nous montre comment des pays très-rapprochés et situés dans la même région, peuvent avoir des climats tout opposés. Le voisinage de la mer , la proximité d'une montagne ou d'une rivière, peuvent modifier profondément la constitution d'un climat. Il existe même, dans certaines localités, des quartiers dont les conditions climatériques diffèrent tellement, qu'il devient important de faire un choix parmi ces quartiers pour chaque cas particulier. Cette observation, qu'on peut faire à Nice, à Hyères, etc., se confirme également à Amélie-les-Bains.

Pour résumer les avantages d'une station d'hiver, nous dirons que toute localité méridionale doit, pour mériter la faveur des malades, présenter les conditions suivantes :

---

[1] Fonssagrives : *Thérapeutique de la phthisie pulmonaire basée sur les indications.*

Moyenne de température hivernale assez élevée;

Peu de vicissitudes atmosphériques;

Peu de journées de pluie et de grand vent;

Absence de brouillards;

Écarts barométriques peu étendus;

Moyenne de température des journées médicales uniforme et assez élevée;

Pas de poussière, des abris contre les vents, sol peu perméable permettant l'écoulement facile des eaux.

Tous les auteurs qui se sont occupés de l'étude des stations d'hiver ont cherché à les classer par groupes, en prenant pour base, les uns leur température moyenne annuelle, les autres leur situation géographique, d'autres enfin leurs principaux effets sur l'économie et les indications qu'elles peuvent remplir.

Ce dernier mode de classification, qui est le plus rationnel, mériterait d'être adopté, s'il reposait sur une base certaine. Malheureusement il n'en est pas ainsi, car il entre dans l'action d'un climat tant d'éléments divers que cette étude est extrêmement complexe et encore fort peu avancée. Le Dr de Valcourt a cherché à la simplifier en proposant une classification basée sur les effets plus ou moins excitants que produit chacun des climats. Ainsi, il a réuni dans le tableau suivant les différentes stations hivernales Françaises [1] :

Climat sédatif...................... Pau.
 — tonique peu excitant........... Le Canet.
 — tonique et passablement excitant. { Amélie-les-Bains. Cannes. Hyères. Menton.
 — tonique et excitant............. { Costabelle. Cannes.
 — tonique et très-excitant......... Nice.

Cette division, qui ne tient compte que d'un seul élément, est un peu vague ; elle a en outre le tort de rapprocher des stations qui diffèrent sous un grand nombre de rapports ; aussi croyons-nous que, dans l'état actuel, la classification qui réunit le plus d'avantages est celle qui s'appuie sur la position géographique des stations. Le voisinage ou l'éloignement de la mer exercent une si grande influence sur la constitution des climats et sur leurs effets hygiéniques, qu'on a pris ces deux éléments pour base de la division des climats en trois groupes : stations du littoral, stations continentales , stations de la pleine mer.

Indiquons en quelques lignes les principaux caractères distinctifs de ces groupes naturels.

[1] *Climatologie des stations hivernales françaises.*

STATIONS DU LITTORAL (ACTAÏQUES).

Dans ces stations , la température subit l'influence des brises quotidiennes qui amènent des variations périodiques et régulières. Pendant une grande partie de la journée , c'est la brise de mer qui se fait sentir ; à partir de la soirée, quand le soleil s'abaisse à l'horizon, le vent de terre vient remplacer la brise de mer.

Ces vents ont l'avantage de rendre les froids moins intenses et les chaleurs de l'été beaucoup plus supportables ; aussi , dans ces stations , les oscillations de température sont-elles moins considérables que dans les stations continentales.

Les vents généraux dominants sont : le nord-ouest ou mistral , l'est, et le vent du sud ou siroco. Les deux premiers, qui sont, l'un froid et sec, l'autre froid et humide, soufflent principalement au printemps et amènent quelquefois, le mistral surtout, de grandes vicissitudes atmosphériques. Le vent du sud, qui est chaud et énervant, règne à des intervalles assez éloignés ; il se fait sentir plus souvent pendant l'été et en septembre que dans les autres mois de l'année.

Les pluies sont généralement plus fréquentes dans ces stations que dans les stations continentales.

L'air y est imprégné de molécules salines ; il est vif, tonique et plus ou moins excitant. Il convient aux enfants, aux tempéraments lymphatiques, aux scrofuleux ; en un mot, dans tous les cas où l'organisme peut être modifié par une excitation vive.

Quant à l'influence de l'air marin sur la phthisie, c'est là une question très-controversée, mais qui cependant me paraît actuellement résolue. Il résulte des divers travaux qui ont paru sur ce sujet, et des discussions auxquelles ils ont donné lieu, que l'air marin produit des effets différents suivant les diverses formes de phthisie et suivant les conditions topographiques et météorologiques des pays maritimes.

D'une façon générale, on peut dire que le séjour dans les stations du littoral convient à la phthisie torpide ou scrofuleuse, tandis qu'il est tout à fait contre-indiqué dans les phthisies à forme congestive, dans les phthisies à forme sèche, nerveuse, en un mot dans tous les cas où il y a tendance à la fièvre et aux hémoptysies, et où l'on constate un travail actif de ramollissement dans l'organe pulmonaire.

Les principales stations du littoral sont : en France, Nice, Cannes, Hyères et Menton ; en Italie, Gênes, Naples, Venise, Palerme ; en Algérie, Alger ; en Espagne, Alicante, Malaga, Valence.

STATIONS CONTINENTALES.

Dans ces stations, les variations quotidiennes de température du matin et du soir sont moins prononcées que dans les précédentes, ce qui s'explique par l'absence des vents réguliers. Mais les oscillations saisonnières de température y sont, au contraire, plus considérables. Ainsi, le thermomètre descend plus bas en hiver et s'élève plus haut en été.

Les variations de température y sont moins brusques et moins fréquentes.

Les vents y règnent moins souvent et l'atmosphère est généralement assez calme.

L'air de ces stations est doux, un peu humide, et jouit de propriétés sédatives marquées qui se traduisent par un abaissement du pouls et souvent par la diminution de l'éréthisme nerveux et sanguin.

Ces stations conviennent aux sujets nerveux, sanguins, à certaines phthisies à forme sèche et congestive, et à tous les cas qui ne peuvent supporter un certain degré d'excitation.

Les principales stations continentales sont : en France[1],

[1] Amélie, qui par sa position géographique devrait rentrer dans ce groupe, tient le milieu par les qualités de son

Pau ; en Espagne , Murcie, Séville ; en Italie, Rome et Pise.

STATIONS PÉLAGIQUES OU DE LA PLEINE MER.

Elles sont, en général, très-rapprochées de l'équateur et jouissent, grâce à leur position géographique, d'un climat véritablement privilégié. Dans ces stations, le thermomètre descend rarement au-dessous de 9 ou 10°, en sorte qu'il n'y a pas d'hiver. Il n'y a qu'une période de pluies en octobre et novembre, qui constitue le temps de l'hivernage. Pendant l'été, les chaleurs y sont tempérées par les brises quotidiennes. Les oscillations de température entre les *maxima* et les *minima* y sont peu étendues, et les variations brusques de température assez rares.

L'air de ces stations est tonique et beaucoup moins excitant que sur le littoral. Il convient éminemment aux différentes formes de phthisie. Comme on le voit, ces stations sont celles qui présentent le plus d'avantages au point de vue des conditions météorologiques ; mais elles sont généralement peu fréquentées, parce que bien des malades ne veulent pas affronter les ennuis et les dangers d'une lon-

atmosphère entre Pau et les stations du littoral, et mérite par conséquent d'être classé à part.

gue traversée, et beaucoup ne peuvent se résoudre à faire un voyage qui devient pour eux un véritable exil.

Les principales stations de la pleine mer sont les îles de Madère, Malte et les Canaries.

En somme, si nous laissons de côté les stations pélagiques, que leur éloignement rend difficiles à conseiller, nous voyons que les stations hivernales de France peuvent offrir, au point de vue thérapeutique, toutes les ressources qu'on peut attendre du séjour dans le Midi. Du reste, la facilité des communications, leur proximité, le confort et la bonne installation qu'on y trouve, constituent pour ces stations de grands avantages, qui justifient la vogue dont elles jouissent et la préférence qu'on leur accorde sur les stations d'Espagne ou d'Italie.

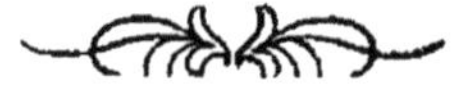

CHAPITRE II

Du climat d'Amélie-les-Bains [1].

Amélie-les-Bains est une de ces stations, malheureu-
reusement trop rares, où l'on peut administrer avec avantage le traitement thermo-minéral à toutes les époques de
l'année. Ce privilége, que cette localité doit à son climat
exceptionnel, lui assigne un rang important parmi les stations d'hiver. Où trouver, en effet, des sources sulfureuses
aussi abondantes, se prêtant à toutes les pratiques balnéaires, sous un climat aussi doux et aussi régulier ?

Les nombreux avantages que présente Amélie-les-Bains
n'avaient point échappé à la sagacité d'Anglada ; aussi lui
a-t-il consacré un long chapitre dans son important ouvrage
sur les *Eaux du Roussillon* ; il s'étend beaucoup sur les
améliorations à introduire dans ces thermes, sur les nombreuses ressources balnéaires qu'on peut y créer, et sur

[1] Ce chapitre a été publié dans la *Gazette des hôpitaux*,
en septembre 1864.

la possibilité d'y instituer le traitement thermal pendant l'hiver.

Le programme tracé par cet illustre professeur s'est en partie réalisé. Sans doute il reste encore beaucoup à faire ; mais déjà les résultats remarquables obtenus pendant les saisons d'hiver, suffisent pour assurer à cette station une vogue toujours croissante dans le traitement des maladies qui exigent, comme les affections de poitrine, une médication sulfureuse et un séjour prolongé dans les pays tempérés.

Amélie-les-Bains est situé à 38 kilomètres de Perpignan, sous le 42e degré de latitude, dans une partie de la vallée du Tech, dirigée de l'ouest à l'est.

Qu'on se figure un vallon, véritable entonnoir irrégulier, assez semblable à un cirque, s'il n'était en partie coupé par une colline surmontée d'un fort et annexée en quelque sorte à la ceinture des montagnes du sud. Arrosé dans toute sa longueur par le Tech et son affluent le Mondony, ce vallon a pour limite au nord la colline de Montbolo, un des derniers étages du Canigou, et au sud une montagne assez élevée qui présente une coupure abrupte et pittoresque, au fond de laquelle coule le Mondony, qui se dirige du sud au nord-est.

C'est au pied de cette montagne et au point où elle se

réunit à la colline du fort, que jaillissent toutes les eaux thermales. Enfin mentionnons, à l'est et à l'ouest, les deux ouvertures étroites et sinueuses qui continuent la vallée vers Céret et Arles. On conçoit quelle barrière ces montagnes opposent aux vents impétueux qui désolent si souvent les régions méditerranéennes. Ainsi, le vent de nord-ouest, qui souffle avec une grande violence dans la plaine du Roussillon, et qui est en général très-froid et très-âpre, comme le mistral de la Provence, se fait à peine sentir dans le vallon d'Amélie, protégé par sa ceinture de hauteurs.

Le vent de nord-est ou vent marin est celui qui domine à Amélie. Il vient du côté de Port-Vendres en suivant la vallée du Tech, et se trouve en partie dépouillé de son humidité et de ses propriétés excitantes. Pendant l'été il rend les chaleurs plus supportables, et souvent pendant l'hiver il semble mitiger les couches d'air froid qui ont traversé les glaciers du Canigou. Il se fait sentir assez ré-gulièrement de midi à quatre heures, et il est souvent remplacé dans la soirée par la brise de terre, qui souffle dans la direction du sud-ouest. Les ouvertures que la station présente au nord-est et au sud-ouest, et la faible dis-tance qui la sépare de la mer (30 kilomètres en ligne di-recte), expliquent aisément la présence des vents réguliers à Amélie.

Le vent du sud ou vent d'Espagne règne plus souvent pendant l'été que pendant l'hiver; son souffle énervant et chaud fatigue quelquefois les malades.

Par suite de la configuration du pays, les girouettes subissent l'influence des vents réfléchis et pourraient induire en erreur; mais les sensations particulières produites par les vents que nous venons de décrire suffisent souvent à les faire reconnaître.

Toutes les parties de la vallée ne sont pas également bien abritées; la partie située au pied de la colline de Montbolo est entièrement à l'abri des vents du nord, nord-ouest et nord-est; et comme elle reçoit le soleil depuis son lever jusqu'à son coucher, elle constitue la promenade la plus recherchée pendant les jours froids de l'hiver[1].

La pluie est assez rare à Amélie. Si la statistique indique un nombre de jours de pluie relativement assez grand

[1] Cette partie de la vallée qu'on désigne sous le nom de petite Provence, et celle qui lui fait suite au-dessous du plateau dit de l'*Oratori*, présentent des conditions de tempé-rature, d'exposition et d'abri bien supérieures aux autres parties de la station. Elles étaient jusqu'à présent peu accessibles, mais l'achèvement du pont jeté sur le Tech va donner beaucoup de valeur à ces terrains. Quoique éloignés des établissements thermaux et du centre du village, ces deux quartiers prendront, dans quelques années, une grande importance.

(71 jours par an), nous devons ajouter qu'ils sont très-inégalement répartis dans les différents mois de l'année.

L'hiver est ordinairement très-sec ; ainsi, nous remarquons que le nombre des jours pluvieux a été : en 1861-62, de 5 en novembre , 5 en décembre , 2 en janvier et 5 en février ; en 1862-63, de 5 en novembre, 2 en décembre, 5 en janvier et 2 en février [1].

L'époque des pluies commence au printemps et se prolonge quelquefois jusqu'au milieu de l'été. Les brouillards sont pour ainsi dire inconnus à Amélie ; aussi l'atmosphère est toujours pure et exempte d'humidité, même après les fortes pluies ; cela tient à la nature du sol (granitique et calcaire) et surtout à sa disposition, qui perme l'écoulement facile des eaux.

Les observations relatives à l'ozone nous montrent que les courbes ozonométriques sont à peu près parallèles aux courbes hygrométriques. Ce fait, déjà signalé pour d'autres localités, se présente à Amélie avec une telle constance, que je serais porté à en inférer une grande et utile régularité dans les conditions atmosphériques actuellement inconnues qui président à la formation de l'ozone, et, dans tous les cas, une constitution climatérique régulière et hygiénique.

[1] La plupart des chiffres cités dans ce travail sont extraits du registre météorologique de l'hôpital militaire.

La colonne barométrique oscille ordinairement entre 738^{mm} et 746^{mm} ; sa hauteur moyenne est 742^{mm},51. Outre ses variations diurnes, qui sont identiques dans nos montagnes et dans la plaine, le baromètre présente des oscillations accidentelles généralement assez limitées. Ses abaissements coïncident avec le vent du sud, et surtout avec l'approche des orages pendant l'été ; il se tient, au contraire, toujours élevé par les vents du nord-ouest et nord-est.

Occupons-nous maintenant de l'élément qui joue le plus grand rôle dans la détermination du climat, c'est-à-dire de la température.

Les qualités du climat d'Amélie sont attestées non-seulement par les moyennes thermométriques, mais encore et surtout par la nature de sa végétation.

Je ne dirai pas que l'oranger, le citronnier, le palmier, le cactus, etc., ombragent les bosquets et y marient leur parfums ; en général ces arbustes fleurissent surtout dans les Notices consacrées aux stations d'hiver recommandées aux malades. Reconnaissons cependant qu'on les trouve tous à Amélie, et en pleine terre, mais dans des expositions exceptionnelles et choisies.

Faisons observer également que la flore d'Amélie est assez restreinte, parce qu'elle tient le milieu entre la flore des régions méditerranéennes et la flore pyrénéenne.

La température moyenne d'Amélie est 15°,71.

Les saisons présentent, comme dans les climats doux, des variations graduelles et généralement assez constantes. L'automne et l'hiver sont surtout remarquables par la douceur et la régularité de la température.

La transition entre l'été et l'automne s'accompagne ordinairement de pluies d'orage, qui amènent la cessation des fortes chaleurs. Elles se font sentir quelquefois jusqu'au 1er, et plus rarement jusqu'au 15 septembre. A partir de cette époque, la température se refroidit graduellement. Des séries de beaux jours, rarement interrompues par de courtes pluies, caractérisent l'automne, qui se prolonge souvent jusqu'au 1er décembre. A ce moment, l'hiver se prononce de plus en plus; il est précédé, non, comme dans la plupart des pays, par des changements brusques de température, mais quelquefois par un ou deux jours de pluie.

Un caractère distinctif des journées d'hiver, c'est la grande différence qui existe entre la température du milieu du jour et celle du matin et du soir. Aussi est-il très-important de distinguer, au point de vue des malades, la journée médicale, qui commence à onze heures et finit à trois heures, de la journée proprement dite. Cette partie du jour, seule propice aux promenades en plein air, donne généralement des températures assez élevées, même pendant les mois réputés les plus froids de l'année. Ainsi, bien que le thermomètre descende fréquemment, au cœur de l'hiver et dans la nuit ou dans la matinée, à + 5°, 4°, 3°, et rarement à 0° — 1°, — 2°, — 5°, il s'élève le plus souvent, pendant la durée du jour médical, à 10° et même à 12°.

Il est important de recommander aux malades de rentrer avant le coucher du soleil.

A ce moment, on éprouve une sensation subite de froid humide qui contraste avec la température du milieu du jour. Ce phénomène s'explique par le rayonnement du sol et par le refroidissement des couches inférieures de l'air, qui rend plus sensible la vapeur d'eau qu'il contient. Lorsque la nuit a succédé au crépuscule, l'air paraît moins froid ; c'est une conséquence de l'équilibre de température qui s'est établi entre l'air et le sol, et du changement de direction du vent qui, du nord-est, tourne généralement au sud-ouest.

Les mois de décembre, janvier et février sont ordinairement très-beaux. Si l'on observe pendant ces mois quelques journées pluvieuses ou présentant des variations atmosphériques, elles sont peu nombreuses et largement compensées par de longues séries de beaux jours. D'ailleurs, même pendant ces journées exceptionnelles, il est rare que le temps ne s'adoucisse pas vers midi, et ne permette une promenade de deux ou trois heures à la plupart des malades.

Si l'automne et l'hiver sont des saisons privilégiées sous le rapport de la régularité des conditions météorologiques, le printemps présente, au contraire, de grandes vicissitudes atmosphériques. Il s'annonce habituellement par des changements brusques de température, par des pluies et des vents qui tournent fréquemment du nord au sud. Cette période de mauvais temps, qui commence quelquefois à la fin de février ou dans les premiers jours de mars, coïncide plus souvent avec l'équinoxe du printemps, et doit être considérée comme l'hiver d'Amélie. Sa durée moyenne est de vingt à vingt-cinq jours. Elle n'est pas plus rigoureuse que dans les autres pays, mais elle contraste, à Amélie, avec les longues périodes de beau temps qui caractérisent l'automne et l'hiver.

Avril et mai sont les mois qui donnent le plus grand nombre de jours pluvieux. Du reste, ces pluies, qui se reproduisent quelquefois jusqu'au 15 juin, ont l'avantage de retarder l'apparition des fortes chaleurs. Elles se renouvellent fréquemment et sont de courte durée.

C'est vers le 15 juin que commence ordinairement l'été, caractérisé par des chaleurs intenses et l'absence complète de pluies. Bien que le thermomètre oscille dans la journée entre 27 et 32° C, les chaleurs ne sont pas aussi fortes qu'on pourrait le supposer en examinant la configuration du pays. On ressent presque tous les jours, à partir de midi, la brise de mer, qui rend la chaleur très-supportable. Exceptons cependant quelques rares journées où le soleil est obscurci par de gros nuages fortement électrisés. Ces nuages, qui planent au-dessus de la vallée et sont ensuite attirés par les pics les plus élevés, augmentent la tension électrique de l'atmosphère, et produisent chez certaines personnes des lassitudes générales, de la céphalalgie et des douleurs vagues dans les membres. Tous ces troubles disparaissent promptement dès que ces nuages se sont dissipés. On peut expliquer la rareté des orages à Amélie, par l'éloignement des pics élevés et par le déboisement et l'aridité des montagnes voisines. Quand ils éclatent, ils ne produisent jamais ces effets à la fois grandioses et effrayants qu'on observe dans les hautes vallées de la chaîne des Pyrénées.

Nous voyons donc qu'on peut diviser, au point de vue médical, l'année en deux saisons :

1° La saison d'été, du mois de juin au mois d'octobre ;

2° La saison d'hiver, du mois d'octobre au mois de juin.

Ces deux grandes saisons, par l'influence qu'elles exercent sur les maladies et sur les effets du traitement thermal, répondent à deux ordres distincts d'indications thérapeutiques.

La saison d'été doit être réservée aux affections qui exigent un traitement thermal énergique et une excitation très-vive du côté de la peau. Ces affections sont : le rhumatisme simple, les maladies cutanées, la syphilis, la bronchite chronique simple et les vieilles blessures.

L'hiver, au contraire, convient aux affections qui demandent une excitation modérée du côté de la peau, une température moyenne et égale, et une atmosphère dépourvue d'humidité : ce sont les affections rhumatismales diathésiques et les principales affections de poitrine, phthisie, bronchite avec emphysème, asthme, etc.

La faible altitude de la station (255^m) est importante à signaler au point de vue des affections de poitrine. Si l'air est un peu moins dense que dans la plaine, il est relativement plus oxygéné. Les malades atteints d'asthme ou d'autres affections de poitrine n'éprouvent pas cette gêne et cette sur-activité de la respiration dont ils se plaignent dans les lieux élevés, et les stagnations atmosphériques n'y sont pas à craindre comme dans les basses vallées. L'air y est pur, vivifiant, imprégné des émanations des plantes de montagnes et doué de qualités modérément excitantes. Il stimule l'appétit, facilite la digestion et favorise la transpiration sans l'exagérer. L'ensemble de tous ces effets se traduit par une action tonique et reconstituante. Aussi le climat d'Amélie convient spécialement aux enfants délicats, faibles de constitution ; aux anémiques, aux personnes lymphatiques épuisées par les manifestations de la diathèse rhumatismale ou de la diathèse goutteuse, etc.; mais il doit être interdit aux malades trop nerveux ou trop sanguins, c'est-à-dire aux sujets qui ne peuvent supporter une légère excitation.

Les phthisiques trouvent à Amélie des conditions d'air et de lumière très-favorables à leur maladie. Le climat exerce, en effet, dans la phthisie, une influence très-grande sur l'état général, et consécutivement sur l'état local. Cette action peut se décomposer en action préventive, curative et adjuvante. L'action préventive s'exerce non-seulement sur les sujets prédisposés à la phthisie, mais encore chez ceux qui ont subi les atteintes de cette cruelle maladie. De meilleures conditions d'aération et de climat leur épargnent les accidents dus aux vicissitudes atmosphériques des pays froids et humides.

Le froid et l'humidité sont, on le sait, les agents extérieurs qui dépriment le plus les principales fonctions de l'économie, et notamment l'organe de la respiration, sur lequel ils exercent une action locale directe et une action générale par l'intermédiaire de la peau.

Un séjour dans un climat doux et uniforme, la possibilité de s'y livrer presque tous les jours à l'exercice de la promenade, en plein air et sous un soleil assez ardent, sont des conditions avantageuses et bien suffisantes pour modifier les principales fonctions et par suite la nutrition générale. Toutes ces conditions, qu'on trouve réunies à Amélie, favorisent la transpiration cutanée, facilitent la digestion et activent la circulation.

Le système musculaire y trouve une augmentation d'activité qui relève le ton de la fibre. En somme, tous les systèmes et toutes les fonctions de l'économie ressentent une influence favorable du climat; aussi n'est-il pas rare d'observer de véritables résurrections dues à l'action seule de ce modificateur. On voit quelquefois des phthisiques dont l'état général est profondément détérioré, mais dont la lésion pulmonaire est très-limitée, se relever rapidement et revenir en quelque sorte à la vie. L'influence climatérique est d'autant plus grande, on le conçoit, que la maladie est plus rapprochée du début. Son action sur la phthisie arrivée à la troisième période, quoique restreinte, est encore très-manifeste. En effet, bien des malades qui ne résisteraient ni à certains froids ni à certaines vicissitudes atmosphériques, trouvent dans ce changement de climat des conditions qui arrêtent momentanément la marche de la maladie et aident à prolonger leur vie.

Les formes de phthisie qui se trouvent le mieux du séjour d'Amélie, sont les formes torpides et les formes catarrhales ; on ne doit pas y envoyer les phthisies à forme sèche, se compliquant fréquemment d'éréthisme nerveux ou sanguin.

L'action curative s'exerce, comme nous l'avons dit, d'abord sur l'état général, et consécutivement sur l'état local. En effet l'organisme, se trouvant dans de meilleures conditions, entretient un fonctionnement plus actif de la peau, qui favorise la résolution des congestions pulmonaires, diminue la sécrétion des bronches et tend à limiter la lésion. Dès-lors les alternatives d'amélioration et d'aggravation deviennent de plus en plus rares et moins marquées ; à leur place on voit s'établir un temps d'arrêt définitif qui présage la guérison.

« Certains phthisiques, dit M. Lambron, se trouvent si merveilleusement bien du climat d'Amélie, qu'on est porté à croire qu'il y a dans l'air quelque chose de spécialement curatif, qu'il est doué d'une *revivification* toute particulière, comme on voit l'air d'autres localités favoriser au contraire le développement ou la marche de cette cruelle maladie. »

En résumé : Amélie, par sa situation et par les qualités de son atmosphère, tient le milieu entre les stations du littoral (actaïques) et les stations continentales.

Le climat d'Amélie présente, pendant l'hiver, des variations de température moins brusques et moins fréquentes que dans la plupart des stations méditerranéennes ; en outre, il est remarquable par une température quotidienne douce et assez uniforme, par l'absence d'humidité et de vent mistral froid.

Non-seulement le climat d'Amélie permet d'instituer le traitement thermal à une époque de l'année où les malades ne pourraient le subir dans d'autres stations, sans s'exposer à des rhumes, à des refroidissements ou à des reprises d'acuité, mais encore il aide puissamment l'action de la médication sulfureuse ; ses effets se combinent avec ceux du traitement, pour remonter une constitution affaiblie, favoriser la transpiration cutanée, et finalement pour résoudre les congestions pulmonaires et en prévenir le développement.

CHAPITRE III.

**Conseils aux malades qui se rendent à Amélie. — Des pré-
cautions que comporte le climat du Midi.**

Les malades qui n'ont habité que le Nord se font généralement une fausse idée du climat méridional, et quittent
leur pays avec l'espoir de trouver dans la localité qu'ils
ont choisie ou qu'on leur a désignée, un printemps perpé-
tuel. Aussi éprouvent-ils de grandes déceptions, lorsqu'ils
y arrivent par une journée de pluie ou de vent, et lorsqu'ils
sont forcés de subir dans le courant de l'hiver de courtes
séries de mauvais temps. Il est donc utile de les prévenir
qu'il n'existe pas de climat irréprochable, et que le Midi
a des inconvénients qu'il importe de bien connaître, afin
de pouvoir les éviter et de retirer de son séjour tous les
avantages qu'on peut en attendre.

Outre les variations accidentelles de température, qui
sont plus ou moins fréquentes suivant les localités, il
existe dans tous les pays méridionaux des variations quo-

tidiennes qui se montrent régulièrement au lever et au coucher du soleil. Ces oscillations thermométriques sont d'autant plus marquées que le ciel est plus pur et le soleil plus ardent. On constate quelquefois une différence de 6 ou 7 degrés entre les températures du matin et du soir et celle du milieu du jour. C'est pour cette raison qu'on ne peut conseiller la promenade au grand air, à la plupart des malades, que dans la période de temps comprise entre 11 heures et 3 heures, qu'on désigne sous le nom de journée médicale[1].

Il va sans dire qu'ils doivent s'abstenir de toute sortie pendant les journées de pluie et de grand vent; mais toutes les fois que le ciel est pur et l'air limpide, ils peuvent se livrer à l'exercice de la promenade, quelle que soit la température extérieure, pourvu qu'ils ne dépassent point les limites de la journée médicale, et qu'ils observent toutes les précautions que comporte le passage du soleil à l'ombre. Il est en effet bon de savoir que, dans ces latitudes méridionales, le soleil est souvent très-chaud, même au cœur de l'hiver, et qu'il produit dans les points abrités des températures bien supérieures à celles qu'on observe à

---

[1] La durée de la journée médicale varie suivant la saison. Elle est de quatre heures pendant les jours les plus courts de l'année.

l'ombre. De grandes précautions sont donc indispensables pour les malades qui stationnent de préférence dans ces abris. Ils doivent se garantir la tête des ardeurs du soleil, et se débarrasser d'une partie de leurs vêtements pendant tout le temps qu'ils y séjournent, afin d'éviter les inconvénients d'une forte insolation, et de prévenir le refroidissement auquel on s'expose en passant brusquement du soleil à l'ombre.

*
* *

L'époque d'arrivée dans le Midi, l'époque du retour dans le Nord, et la manière d'effectuer les voyages, sont des questions très-importantes et sur lesquelles les malades ont besoin d'être bien fixés, car leur solution plus ou moins bien comprise peut influer beaucoup sur les résultats qu'ils retirent de leur séjour dans les stations hivernales.

L'époque de l'arrivée dans le Midi varie nécessairement suivant les pays que les malades habitent. D'une façon générale, on doit conseiller aux personnes atteintes d'affections de poitrine, de quitter les pays du Nord dans la première quinzaine d'octobre, afin de leur faire éviter la transition plus ou moins brusque de l'été à l'automne. On voit en effet, tous les ans, les premiers froids et les premières brumes de l'automne amener de fréquentes recrudescences dans les affections de poitrine. — Malheureusement, bon nombre de malades ont de la peine à quitter leur pays avant que l'hiver se soit prononcé ; ce n'est que lorsqu'ils sont en proie à des accidents ou sous le coup d'une rechute, qu'ils se décident à partir pour le Midi. Ils se trouvent alors dans de mauvaises conditions pour voyager, et subissent presque toujours, à leur arrivée ou quelques jours après, lorsque la surexcitation produite par le voyage s'est dissipée, le contre-coup des fatigues de la route. J'observe en effet fréquemment, à Amélie, les conséquences fâcheuses de ces voyages intempestifs et trop précipités. — A ces **deux** causes viennent s'ajouter les inconvénients d'un changement radical de climat ; car l'économie, comme le fait remarquer M. le professeur Fonssagrives, « ne s'accommode de rien de brusque, de rien de heurté, et l'abandon de conditions hygiéniques défavorables pour des conditions hygiéniques meilleures exerce quelquefois, au moins momentanément, une action fâcheuse sur la santé. » Du reste, l'influence nuisible d'un changement brusque de climat, qui se fait sentir habituellement chez des gens bien portants, doit exister à plus forte raison pour des gens faibles ou malades.

Le Dr Bennet, qui s'est occupé tout particulièrement de cette question, a montré tous les inconvénients qui pouvaient résulter du transport rapide des personnes qui se rendent de l'Angleterre dans le midi de la France, et réciproquement. Il conseille à ces malades de voyager lentement et par étapes, afin de se ménager des transitions climatériques.

L'époque du départ présente une importance plus grande encore que celle de l'arrivée. Les malades ne doivent pas revenir dans le Nord avant la fin du printemps, s'ils ne veulent pas compromettre en peu de temps l'amélioration qu'ils ont obtenue par un séjour de plusieurs mois dans le Midi. Le printemps est en effet, dans bien des pays, la plus mauvaise saison de l'année et la plus féconde en maladies des voies respiratoires. Les personnes qui retournent dans le Nord à cette époque sont d'autant plus exposées à des rechutes sérieuses qu'elles viennent d'un climat plus doux. Je sais bien qu'il est peu de stations où le commencement du printemps ne fasse sentir plus ou moins sa fâcheuse influence ; mais, quelles que soient les conditions atmosphériques du Midi à cette époque, elles sont toujours moins mauvaises que dans le Nord. Il est donc préférable d'engager les malades à rester dans la station qu'ils ont choisie et à redoubler de précautions, plutôt que de leur conseiller un déplacement qui les exposerait à de nouvelles fatigues et à des conditions atmosphériques peut-être plus défavorables que celles qu'ils avaient l'intention de fuir.

I. Mais, en résumé, les malades doivent se rendre dans

le Midi dans la première quinzaine d'octobre et ne doivent revenir dans le Nord que dans le courant ou à la fin du mois de mai.

II. Le moment le plus favorable pour le voyage doit coïncider avec les périodes stationnaires ou les périodes d'amélioration de la maladie.

III. Les voyages d'aller et de retour doivent s'effectuer lentement et avec ménagement, afin d'éviter les inconvénients d'un changement brusque de climat.

Ces règles, on le conçoit, n'ont rien d'absolu ; elles peuvent varier suivant la forme de la maladie, la distance à parcourir, et suivant la différence de climat qui existe entre le pays que le malade habite et la résidence hivernale qu'il a choisie.

*
* *

Pour s'installer dans les conditions les plus favorables, les malades doivent, en arrivant dans la station où ils comptent passer l'hiver, prendre connaissance des lieux, ou mieux s'adresser à un médecin pour connaître les motifs qui peuvent les guider pour le choix d'une habitation. On se préoccupe trop généralement de l'exposition solaire et pas assez de l'exposition de la maison à tel ou tel vent, de sa situation dans tel ou tel quartier, de la proximité d'une rivière , etc.; conditions qui , toutes, exercent une grande influence sur la température intérieure des appartements. L'exposition en plein midi, que les malades recherchent de préférence à toute autre, a l'inconvénient de produire une grande différence de température entre les pièces situées au midi et celles du nord , et partant d'obliger les malades à beaucoup de précautions pour passer d'une moitié de l'appartement dans l'autre. C'est pour ce motif que les maisons orientées de l'est à l'ouest, et surtout celles qui reçoivent le soleil sous trois côtés, devraient le plus souvent obtenir la préférence sur celles qui n'ont que les deux expositions sud et nord. Du reste, pourquoi rechercher exclusivement les expositions en plein midi, puisque c'est précisément de midi à trois heures, c'est-à-dire pendant que le soleil pénètre dans les appartements, que les malades se livrent à l'exercice de la promenade.

Les personnes qui se rendent pour la première fois dans les stations hivernales, sont tentées de n'emporter que des vêtements légers. Il est donc utile de les prévenir que, dans le Midi, il y a quelquefois, dans le cours de l'hiver, des journées assez froides pour exiger l'usage des vêtements d'hiver; ces vêtements sont, du reste, indispensables

pour lutter contre les variations accidentelles de températuture et contre les variations régulières du matin et du soir.
Les malades doivent, en outre, emporter des paletots ou
pardessus, c'est-à-dire, des vêtements amovibles, faciles à
enlever et à remettre, pour éviter l'inconvénient des transitions de température qu'on subit en passant du soleil à
l'ombre, et réciproquement. Les personnes qui n'observent
pas toutes les précautions qu'exige le climat du Midi,
s'enrhument avec la plus grande facilité et apprennent
souvent à leurs dépens l'importance de ces préceptes hygiéniques, car les refroidissements sont d'autant plus à craindre
dans les pays méridionaux, que les fonctions de la peau
et du foie y prennent une activité plus grande. Aussi
est-ce pour éviter le danger de la suppression brusque de
la transpiration cutanée, que les habitants du Midi se gardent bien de quitter les vêtements de laine, qu'ils portent
en toute saison.

*
* *

Dès le premier jour de leur arrivée, bien des malades
se sentent dispos et semblent éprouver, sous l'influence
du changement de climat et de l'excitation produite par
le voyage, une augmentation apparente de forces qui les
pousse à commettre des imprudences. Il est souvent utile
de leur recommander de maîtriser leur désir de visiter le

pays, et de ne point faire de sorties capables d'excéder leurs forces.

Pour le choix des promenades, ils se guideront habituellement sur l'état du ciel et la direction du vent. Toutes les fois que le temps est incertain, ils ne doivent pas tenter de longues promenades. En général, ils doivent observer, comme nous l'avons dit, les limites de la journée médicale, de onze heures à trois heures. Cependant nous conseillons quelquefois, excepté pendant les jours les plus courts de l'année, les promenades du matin à partir de neuf heures et demie, pour stimuler l'appétit des malades. Nous avons, en effet, souvent observé qu'à Amélie, pendant certaines périodes, les matinées sont plus propices à la promenade que les après-midi. Le ciel est souvent très-pur le matin et l'atmosphère très-calme, tandis qu'à partir de midi ou une heure, le ciel devient quelquefois nuageux et les vents d'est et de nord-est rendent certains lieux de promenade peu accessibles.

Les excursions dans les montagnes offrent de grands inconvénients pour les personnes atteintes d'affections de poitrine. Ces ascensions excitent le système circulatoire, accélèrent la respiration, et partant, favorisent le développement d'une congestion pulmonaire ou d'une hémoptysie; elles ont de plus l'inconvénient de faire subir aux malades

des températures variables, et de les exposer aux courants d'air, qui sont si communs dans les montagnes.

Quant aux promenades à cheval et en voiture découverte, elles ne peuvent être permises que lorsque le ciel est pur et l'air très-calme. Les malades qui présentent une grande susceptibilité du côté de la gorge et des organes respiratoires, devraient toujours s'en abstenir, pour éviter le courant d'air auquel ils peuvent être exposés, soit en allant, soit en revenant, et surtout lorsque le soleil s'abaisse à l'horizon.

*
* *

Nous venons d'insister à dessein sur l'utilité, pour les malades, de connaître à fond toutes les imperfections du climat méridional, afin de leur indiquer toutes les précautions auxquelles ils doivent s'astreindre pour neutraliser leur fâcheuse influence. C'est avec beaucoup de raison que M. le professeur Fonssagrives a pu dire : « Le profit que l'on retire d'une station hivernale dépend *un peu* de ses qualités climatériques, et *beaucoup* de la façon intelligente dont on les utilise. »

Outre les préceptes hygiéniques, relatifs au climat, que nous venons de passer en revue, il en est d'autres qui sont du domaine de l'hygiène proprement dite, que les malades ne doivent pas enfreindre. Ils doivent apporter la plus grande régularité dans les heures des repas, du lever et du coucher, etc. Et à ce sujet, nous ne saurions trop nous élever contre l'abus des veilles, que certains malades ont de la tendance à commettre pour se livrer aux plaisirs du monde, dans les longues soirées d'hiver. Tous les ans, nous sommes appelé à constater des accidents (hémoptysie, recrudescence de bronchite, etc.) chez des personnes qui, oubliant leur état valétudinaire, se livrent à la danse et prolongent leur soirée jusqu'à une heure avancée de la nuit. Outre les dangers de la fatigue physique, ces réunions du monde ont le grand inconvénient d'exposer les malades à des sorties du soir et de leur faire respirer un air vicié par l'éclairage et l'encombrement. Ce qui, malheureusement, vient donner quelquefois une fausse sécurité aux malades, c'est qu'ils éprouvent une sensation de bien-être sous l'influence de l'excitation de la danse et de la distraction, et que souvent les accidents ne se montrent que quelques jours après. Je sais bien qu'il est difficile de priver les malades de tout plaisir et que beaucoup sont disposés à dire, avec Larochefoucauld : « C'est une ennuyeuse maladie, que de conserver sa santé par un trop grand régime »; mais il faut autant que possible qu'ils s'y soumettent, s'ils ne veulent pas s'exposer à ne retirer aucun bénéfice d'un voyage long et dispendieux et qui, pour certaines personnes, est un véritable exil.

CHAPITRE IV.

Choix d'une saison thermale à Amélie.

Il n'y a pas à Amélie, comme dans les autres stations thermales, de saison officielle ou spéciale pour faire usage des eaux, puisque nous avons vu que le climat de cette localité permettait d'y instituer le traitement thermal à toutes les époques de l'année. Cependant les conditions climatériques de chaque saison exercent une si grande influence sur les maladies et sur les effets de la médication thermale, qu'il importe de distinguer les époques qui conviennent le mieux à telle ou telle affection.

En étudiant le climat d'Amélie, nous avons divisé l'année, au point de vue médical, en deux grandes saisons : la saison d'hiver, du 1er octobre au 1er juin, et la saison d'été, du 1er juin au 1er octobre.

Étudions en quelques lignes les avantages et les inconvénients que présentent ces deux grandes saisons, au point de vue du traitement thermal, afin d'en déduire les spécialités thérapeutiques auxquelles elles peuvent répondre.

SAISON D'HIVER.

La saison d'hiver convient éminemment au traitement de la plupart des affections de poitrine (bronchite chronique, asthme, phthisie, etc.); ses principaux avantages peuvent se résumer ainsi : douceur de la température, régularité des conditions atmosphériques, absence de brouillards, rareté des pluies, air tonique et légèrement excitant, etc.

Cette grande saison, qui se compose de huit mois, comprend l'automne, l'hiver proprement dit et le printemps.

Pendant l'automne (octobre et novembre), les affections de poitrine trouvent dans les qualités climatériques de la station un précieux adjuvant du traitement thermal. C'est, en effet, surtout dans cette saison qu'on observe la douceur et la régularité de la température qui caractérisent le climat d'Amélie. Nous devons cependant faire observer que cette saison ne peut convenir qu'aux personnes qui doivent passer le reste de l'hiver à Amélie ou dans le Midi. Il y aurait, on le comprend, un véritable danger pour les malades atteints d'affections de poitrine, qui viennent de subir un traitement thermal, à retourner dans le Nord à cette époque, car ils s'exposeraient à un changement brusque de climat qui pourrait leur être d'autant plus préjudiciable que le traitement sulfureux active les fonctions de la peau et la rend par conséquent plus impressionnable. Cette remarque peut s'appliquer également au traitement des affections rhumatismales dans cette saison.

Pendant l'hiver (décembre, janvier et février), le traitement thermal exige beaucoup de précautions, parce que, à cette époque, les journées étant plus courtes et la température moins élevée, on ne peut soumettre les malades à une balnéation aussi fréquente et aussi active que dans les mois précédents. Aussi, le plus souvent, on limite le traitement thermal des affections de poitrine aux inhalations, à la boisson et aux douches révulsives. Néanmoins on obtient tous les ans d'excellents résultats dans les trois mois d'hiver, pourvu que le traitement soit sagement conduit.

La saison du printemps (avril et mai) me paraît appelée à un grand avenir à Amélie.

J'excepte avec intention de cette saison la période du mauvais temps, qui se montre habituellement en mars, vers l'équinoxe, et que nous avons considérée comme l'hivernage d'Amélie.

Cette saison présente le grand avantage de faire gagner un temps précieux aux malades qui ne veulent ou ne peuvent pas attendre l'ouverture des autres établissements d'eaux sulfureuses.

En outre, comme le fait remarquer M. le professeur Lallemand, le printemps est la saison la plus favorable à la convalescence, et les malades qui ont suivi un traitement thermal à cette époque ont ensuite tout l'été pour compléter leur rétablissement chez eux, au milieu de leur famille, de leurs amis ; tandis que quand ils vont aux eaux en été, suivant l'usage antique et solennel, ils ne peuvent entrer en convalescence qu'en automne, et retombent nécessairement, en hiver, sous l'influence des causes qui ont amené le développement de leur maladie.

Les saisons d'hiver ne sont pas exclusivement réservées au traitement des affections de poitrine ; elles peuvent également convenir au rhumatisme franchement chronique (sans trace d'acuité ou de sub-acuité), aux anémies, aux affections scrofuleuses, etc., en un mot à toutes les affections qui demandent une excitation modérée du côté de la peau, et un climat doux, uniforme, tonique et légèrement excitant.

SAISON D'ÉTÉ.

La température habituellement élevée qui règne dans cette saison, la fréquence des temps orageux avec tension électrique très-grande de l'atmosphère, la fréquence des vents d'Espagne ou du sud, contre-indiquent d'une façon générale l'application du traitement thermal aux affections de poitrine. Les bronchites chroniques de nature herpétique ou scrofuleuse peuvent seules faire exception à cette règle.

La saison d'été doit être réservée, comme nous l'avons dit, aux affections qui exigent un traitement thermal énergique et une excitation vive du côté de la peau : ce sont les affections rhumatismales, les affections scrofuleuses, les affections syphilitiques et les affections chirurgicales (plaies, blessures, ulcères, etc.).

Les dyspeptiques et les personnes sujettes à des dérangements intestinaux doivent préférer les saisons d'hiver aux saisons d'été, parce qu'elles supportent difficilement les eaux en boisson pendant la période des grandes chaleurs.

TABLE DES MATIÈRES.

www.ingramcontent.com/pod-product-compliance
Ingram Content Group UK Ltd.
Pitfield, Milton Keynes, MK11 3LW, UK
UKHW020034080726
13614UKWH00004B/1759